KEINE ANGST BEIM ZAHNARZT – DIE SIX SENSES METHODE

Ein Leitfaden für moderne Zahnärzte und mündige Patienten

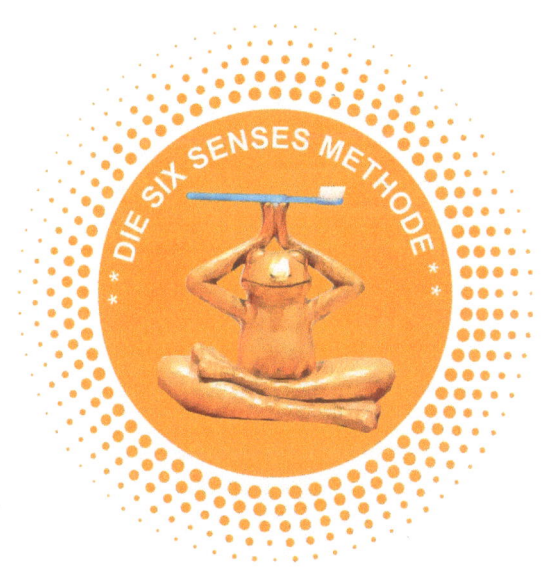

Dr. Ulrich Guserl

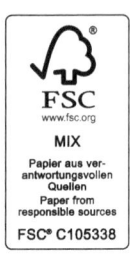

Dr. Ulrich Guserl:

KEINE ANGST BEIM ZAHNARZT – DIE SIX SENSES METHODE
Ein Leitfaden für moderne Zahnärzte und mündige Patienten

Bibliografische Information der Deutschen Nationalbibliothek:
Die Deutsche Nationalbibliothek verzeichnet diese Publikation in der
Deutschen Nationalbibliografie; detaillierte bibliografische Daten sind
im Internet über www.dnb.de abrufbar.

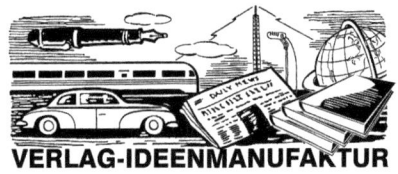

VERLAG-IDEENMANUFAKTUR

ISBN: 9783748141600
© 2019 Dr. Ulrich Guserl

Gesamtlayout: Alois Gmeiner
Covergestaltung: Alois Gmeiner
Coverbild: © fotolia/pamela_d_mcadams
Bilder: © fotolia/Artishokcs; fotolia/Iuliia; Guserl

www.ideenmanufaktur.info
Herstellung und Verlag: BoD – Books on Demand GmbH

Inhaltsverzeichnis

Vorwort

„Warum diese Angst – du bist ja sonst auch nicht so?" sagte ich vorwurfsvoll zu mir selbst. Ich wollte ja, aber ich konnte nicht. Ein Anruf beim Zahnarzt schien mir unmöglich.

Diese Gedanken teilen mir meine Patienten sehr oft mit, wenn sie das erste Mal zu uns in die Zahnpraxis kommen.

Das kennen Sie?

Aber kennen Sie auch diese Wortmeldungen:

Eigentlich mag ich keine Zahnärzte und schiebe eine notwendige Zahnbehandlung lange vor mir her, bis es wirklich zu spät ist und der Schmerz unerträglich ist. So war das auch vor meinem 1. Besuch. Die erste Überraschung war schon in der Praxis, in der eine Ruhe und Gelassenheit herrscht und ich mit meiner Angst und Hysterie mich völlig fehl am Platze fühlte. „Zahn raus und nichts wie weg von hier, alles Schminke", waren meine Gedanken. Es kam alles anders, nachdem mich der Zahnarzt erst beraten hatte, auf seine ruhige, überlegte und sensible Art und dann den Zahn zog. Sehr sicher, auf mich konzentriert – jede Bewegung und jeder Griff präzise angesetzt und der Zahn war auf eine sehr einfache und irgendwie wundersame Weise draußen! Ich gehe gerne zum Doktor und seinen Leuten und mache (fast) regelmäßig Kontrolluntersuchungen, Mundhygiene etc.

Oder:

Ich bin ein ziemlicher Angsthase beim Thema Zahnarzt. Mein Zahnarzt ist so ein einfühlsamer netter Arzt und mit seiner ruhigen Art und der Angsttherapie hat er mir meine Angst genommen. Die Zeiten, wo ich schon am Vortag nicht mehr schlafen konnte, sind dank ihm vorbei. Ich würde zu keinem anderen Arzt mehr gehen. Einfach Top!

Dieses sind Originalzitate von unseren Kunden. Eines kann ich Ihnen gestehen: Es erfreut unser Herz immer wieder auf das Neue. Das Wohlbefinden unserer Kunden ist Motivation und Balsam für die Seelen aller unseres Teams.

Ich möchte mich im Namen meines gesamten Teams bei unseren Kunden bedanken. Ihr Mut und Ihre Zahngesundheit ist unser Ansporn. DANKE!

Und an diejenigen, die noch vor ihrer Reise zu ihrem Wunschlächeln stehen: Sie dürfen Angst haben – Sie dürfen verletzlich sein und Sie dürfen erwarten, dass es Ärzte gibt, die dies verstehen und die Ihnen helfen wollen.

ABER:

Sie sollten aus der Opferrolle raus wollen und Sie sollten sich gleich morgen auf die Reise nach Ihrem Arzt machen. Ziel: Das Lächeln, das Sie verdienen! Freuen Sie sich drauf.

Einleitung

Ein Lächeln sagt mehr als tausend Worte. Und ein gesundes Lächeln noch viel mehr! Dies ist das Ziel, welches Sie gemeinsam mit Ihrem Zahnarzt erreichen werden. Freuen Sie sich darauf – Sie haben es sich verdient.

Ich möchte Ihnen mit diesem Buch einen Einblick in die Six-Senses-Methode geben. Diese hat zur Aufgabe, den Zahnarzt-besuch so angenehm und vertrauensvoll wie möglich zu gestalten. Dies betrifft natürlich nicht nur Angstpatienten, sondern jeglichen Patienten, welcher als Mensch wahrgenommen und als zufriedener Kunde behandelt werden möchte. Wir Zahnärzte sind Dienstleister mit einer sehr hohen Verantwortung. Das wissen wir.

Alles, was wir brauchen, ist ein wenig Vertrauen in uns und in unsere Zusammenarbeit mit Ihnen. Gemeinsam gehen wir den Weg zu dem, was wir uns wünschen: Ihrem gesunden Lächeln.

Zeigen Sie dem Leben Ihre Zähne – wir Zahnärzte helfen Ihnen dabei!

Das Zahnarzt-Bild kennzeichnet Absätze, die speziell für meine Zahnarzt-Kollegen gedacht sind.

Das Buch richtet sich in erster Linie an Patienten, es ist aber durchaus empfehlenswert beide Seiten zu lesen. Teamarbeit eben!

Es gilt seitens des Zahnarztes ein Umfeld zu schaffen, welches den Kunden keine oder wenige Assoziationen zu seinen früheren, mit negativer Emotion besetzten Zahnarztbesuchen veranlasst. Im Gegenteil: Es werden neue, positive Anker gesetzt. Es wird neben den bekannten fünf Sinnen vor allem mit dem sechsten Sinn – dem Vertrauen – gearbeitet. Vertrauen in Ihre fachliche und menschliche Kompetenz. Ihnen als Zahnarzt muss ganz klar bewusst sein: Je besser es Ihren Patienten geht, desto besser geht es Ihnen und Ihrem Team. Und diese drei Stützpfeiler einer jeden Zahnpraxis gilt es zu pflegen und zu fördern. Zahnarzt – Team – Kunde. Sollte einer dieser Pfeiler morsch werden, so wird das Ganze kippen.

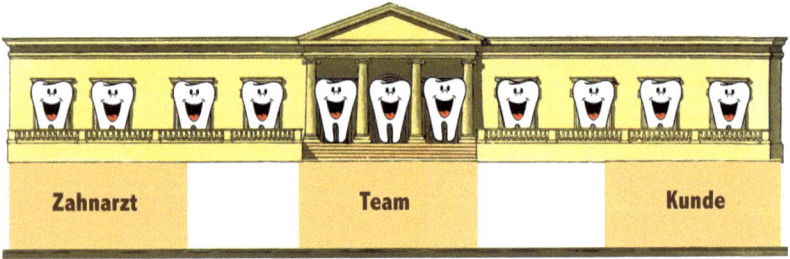

Tipp: Wenn es möglich ist, werden Sie als Zahnarzt Ihr eigener Patient. Vielleicht kann ein Kollege oder die Mundhygiene-Assistentin Sie in Ihrer Ordi behandeln. Durchlaufen Sie wie ein normaler Patient alle Stationen, von der Anmeldung bis zum Abschied. Es werden Ihnen sehr viele Dinge auffallen.

Wie schaut der Horizont Ihrer Zahnpraxis aus?

Es muss und kann nicht von heute auf morgen alles umgestellt werden. Dies würde Ihr Team und Ihre Kunden eher verunsichern. Aber Sie wissen als Selbständiger sehr gut, dass es einiger Arbeit bedarf, um auch nur den Status Quo zu halten. Also seien Sie auf dem Weg. Seien Sie unterwegs in Richtung eines Horizontes, welcher Ihnen, Ihrem Team und Ihren Kunden gefällt. Wenn die Richtung stimmt, kommt alles andere von alleine.

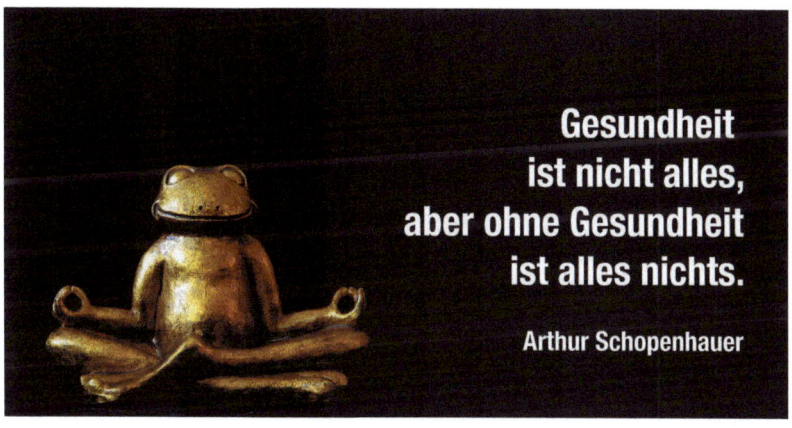

Gesundheit ist nicht alles, aber ohne Gesundheit ist alles nichts.

Arthur Schopenhauer

Hilfe – ich habe Angst vor dem Zahnarzt!

Eines sei gleich von Anfang an gesagt: Sie sind nicht allein. Zahnarztangst ist neben der Angst vor öffentlichen Reden die am meisten verbreitete Angst überhaupt. Und das wissen auch die Zahnärzte. Es gehört sozusagen zu ihrem täglichen Job.

Warum gehen trotzdem viele Zahnärzte nicht auf Ihre Angst ein? Und warum kommt es überhaupt zu dieser Angst? Und das Wichtigste: Was können Sie tun, um dem Zahnarzt und dem Leben wieder Ihre Zähne zu zeigen ;-) ?

Ihre Ängste haben einen Sinn. Ohne Ängste könnte der Mensch nicht überleben. Ihre Ängste warnen Sie vor möglichen Gefahren und retten Ihnen täglich Ihr Leben. Nur wenn die Ängste die Kontrolle übernehmen, ist es ein Zuviel. Ein Zuviel, welches Ihr Leben bestimmt und Sie zwischen Schockstarre und Panik pendeln lässt. Das soll nicht sein – das dürfen Sie nicht zulassen.

In über 15 Jahren, in denen ich mit Patienten arbeite, ist immer ein Punkt als besonders wichtig erschienen: Der Patient will mit seinen Ängsten ernst genommen werden. Dafür bedarf es einer gewissen Aufmerksamkeit seitens des Zahnarztes und dies setzt wiederum ein gewisses Maß an Zeit voraus. Und genau dies ist meistens der springende Punkt: Das Kassensystem zahlt einen Mini-Betrag für die Erstberatung, welcher maximal für 5-10 Minuten kostendeckend ist. Nochmals: Kein Gewinn – nur kostendeckend. In diesen 5 Minuten soll man mit dem Kunden eine Partnerschaft fürs Leben aufbauen? Soll all seine Ängste, Sorgen und Wünsche erfahren und diese auch auf medizinische Umsetzbarkeit prüfen?

Keine Chance! Da kann es sich nicht ausgehen, eine vertrauensvolle Arzt-Patienten-Beziehung aufzubauen.

Ich möchte mit diesem Ratgeber sowohl dem Patienten als auch den Behandlern einen Werkzeugkoffer voller Ideen, Anregungen und handfesten Lösungen für eine beidseitig gut funktionierende Arzt-Patienten-Beziehung mitgeben.

Warum habe ich Angst vor dem Zahnarzt?

Ganz wichtig: Dass Sie sich zugestehen Angst zu haben ist der erste richtige Schritt in eine deutlich angstreduzierte Zukunft. Und wenn Sie dies auch noch Ihrem Behandler mitteilen, dann stehen die Vorzeichen sehr gut, dass Sie Ihre Angst kontrollieren werden können.

Sagen Sie Ihrem Behandler, dass Sie Angst haben. Und wenn Sie ihm und natürlich dadurch sich selbst noch mehr helfen wollen, so versuchen Sie herauszufinden, wovor GENAU Sie Angst haben. Zahnarztangst ist nicht gleich Zahnarztangst.

In über 95 Prozent der Fälle leiden Patienten unter Zahnarztangst auf Grund eines Traumas in Kindheitstagen. Den meisten fällt ganz konkret eine Situation dazu ein.

Genau hier liegt die Ursache Ihrer heutigen Angst. Dieses Ereignis ist in Ihrem Unterbewusstsein abgespeichert und schlummert vor sich hin.

Wenn nun einer oder mehrere Ihrer Sinne den gleichen bzw. ähnlichen Impuls wie damals bekommen, so steigt Ihr Unterbewusstsein sofort wieder in die damalige Szene ein. Ob Sie es wollen oder nicht. Sie können Ihr Unterbewusstsein nicht steuern. Klartext: In diesem Moment sind Sie wieder der hilflose achtjährige Junge oder das eingeschüchterte zehnjährige Mädchen von damals.

Was sind nun negative Beispiele, welche Ihre Sinne ansprechen und Angst auslösen?

Zur Erinnerung: Wir haben fünf Sinne. Diese sind Hören, Riechen, Sehen, Schmecken und Fühlen.

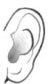 HÖREN:

Das kennen Sie bestimmt: Während Sie im Wartezimmer sitzen, hören Sie aus den Behandlungsräumen das unangenehme Surren der Bohrer. Das weckt die Bilder von damals.

 RIECHEN:

Ein weiterer Klassiker ist der typische Zahnarztgeruch. Meistens nehmen wir diesen schon im Stiegenhaus war.

 SEHEN:

Der weiße Kittel ist oft Auslöser von Angst. Manchmal reicht schon die typische Wartezimmeratmosphäre und die Ruhe ist dahin.

 SCHMECKEN:

Unser Unterbewusstsein kann uns auch über den Geschmacksinn sofort in die damalige Situation befördern, z. B. durch den Geschmack des Abdruckmittels und dergleichen.

 FÜHLEN:

Allein das Vibrieren des Bohrers kann eine Schmerzsymptomatik bewirken. Oft ist dann leider die Reaktion des Arztes: „Also das kann jetzt gar nicht mehr wehtun."

Auf Grund dessen habe ich das angstfreie Konzept der Six-Senses-Methode entwickelt, welches auf allen Ebenen der Sinne für Sie eine Wohlfühlatmosphäre schaffen soll.

Eines gleich vorweg: Fünf Sinne anzusprechen ist zu wenig. Der wichtigste Sinn in einem angstfreien Konzept fehlt noch:

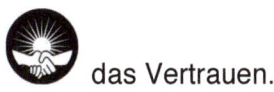 das Vertrauen.

Das bewusste Wahrnehmen des Patienten als Kunde und vor allem als Mensch ist für den Zahnarzt essentiell! Das betrifft im Übrigen nicht nur Angstpatienten.

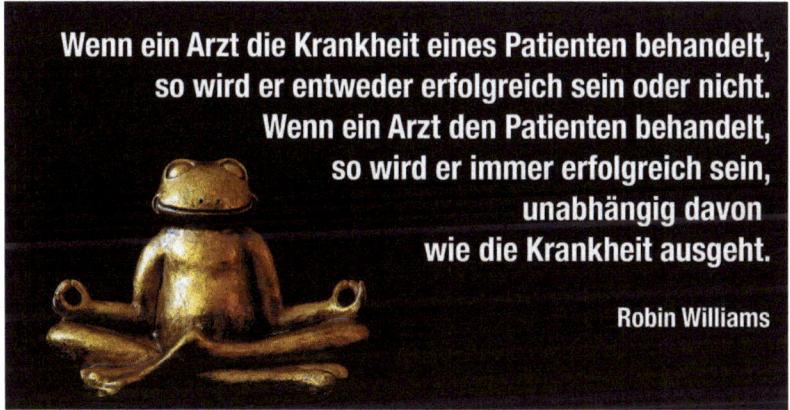

Wenn ein Arzt die Krankheit eines Patienten behandelt, so wird er entweder erfolgreich sein oder nicht. Wenn ein Arzt den Patienten behandelt, so wird er immer erfolgreich sein, unabhängig davon wie die Krankheit ausgeht.

Robin Williams

Warum hilft mir meine Vernunft nicht dabei, die Angst zu besiegen? Weil die Vernunft nicht die Kontrolle über die Emotionen hat. Sie können nicht aus Vernunft heraus jemanden lieben oder hassen. Das funktioniert so nicht.

Sehr oft können mir meine Kunden genau sagen, wovor sie beim Zahnarzt Angst haben. So kann man gut Schritt für Schritt an einer Lösung arbeiten. Das ist leider nicht immer so.

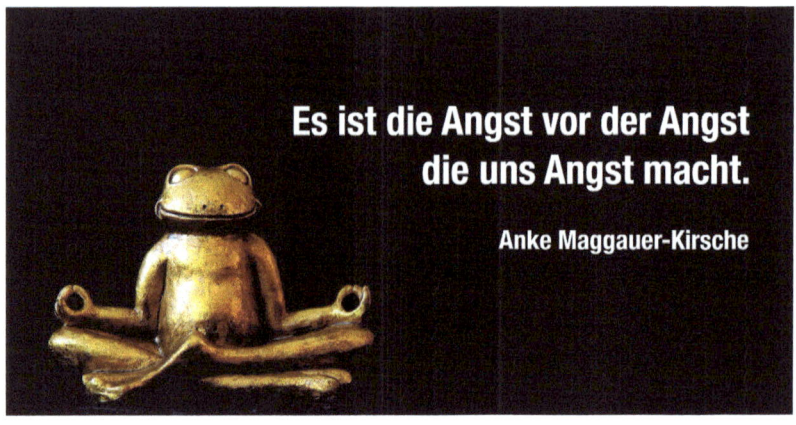

Manchmal besteht einfach eine generelle Angst. Meistens ist es die Angst vor einer Vorstellung. Oft gibt es danach erst mal eine positive Überraschung: „Also das war wirklich nicht schlimm. Ich verstehe gar nicht, warum ich so eine Angst hatte." Leider kehrt die Angst vor der Vorstellung aber wieder zurück.

Nur mehrmaliges positives Erleben kann das Unterbewusstsein davon überzeugen, dass man keine Angst haben muss. Deswegen ist es so immens wichtig, sich immer wieder seiner Angst zu stellen, bis die positiven Erlebnisse die negativen überschrieben haben. Das kann durchaus oft ganz schnell gehen. Wenn nicht – seien Sie nicht zu streng mit sich. Manchmal braucht es etwas Zeit, die alten Wunden zu heilen. Und so komisch es klingen mag: Manchmal will man die Angst auch gar nicht mehr hergeben. Wie eine schlechte Angewohnheit ist es oft gar nicht so leicht, dieser Lebewohl zu sagen. Schließlich leben manche schon Jahrzehnte mit dieser.

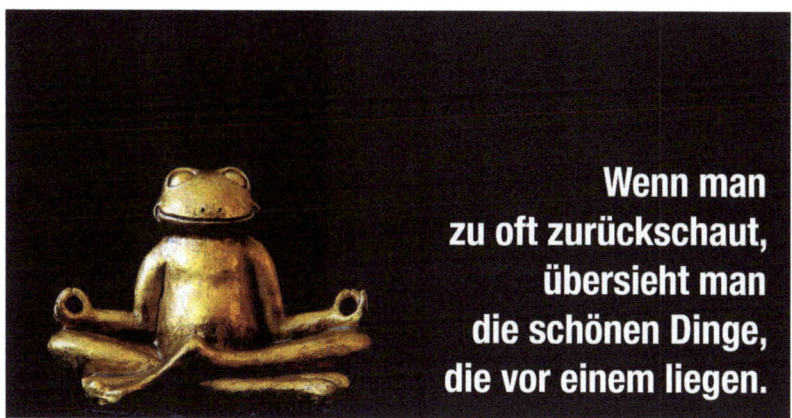

Wenn man
zu oft zurückschaut,
übersieht man
die schönen Dinge,
die vor einem liegen.

Kommen wir nun zu den ganz konkreten Möglichkeiten, die man als Arzt und Patient hat, um leichter eine positive Zusammenarbeit zu ermöglichen. Auch hier werden wir immer wieder auf unsere sechs Sinne eingehen. Die Schritte, die unternommen werden können, scheinen für den einen Behandler oder Patienten passend, für den anderen nicht. Oft ist es natürlich die Kombination aus mehreren Zutaten, die es uns erlauben, gemeinsam die Suppe auszulöffeln ;-)

Also: Herzlich willkommen in Ihrer Wohlfühloase. Hier bekommen Sie Ihr Lächeln, das Sie verdient haben.

Was kann ich für einen entspannten Zahnarztbesuch tun?

Ihre Ängste werden genährt von Ihrer Vorstellung. Die Erinnerung an frühere Behandlungen wird mit der Vorstellung von zukünftigen Behandlungen gleichgesetzt. Das heißt, dass Sie mit der Erwartung zu dem Termin gehen, die Ihrer Vorstellung entspricht. Zusätzlich aktivieren Sie Ihre selektive Wahrnehmung.

Klartext: Dinge, die Ihrer Vorstellung und Ihrer Erwartungshaltung entsprechen, werden vermehrt und verstärkend wahrgenommen. Dies können einerseits „Stammtisch-Gespräche" sein oder auch bestimmte Wahrnehmungen in der Ordination, wie Geruch, Geräusche etc., die Sie sofort in Ihrer Erwartungshaltung bestätigen und negativ verstärken.

Zu den „Stammtisch-Gesprächen" gibt es Folgendes zu sagen: Menschen übertreiben in ihren Erzählungen sehr gerne. Glauben Sie nicht alles. In anderen Bereichen machen Sie sich ja auch ein eigenes Bild. Und selbst wenn einer Ihrer Freunde einmal eine schlechte Erfahrung gemacht hat, so bedeutet dies nicht, dass auch Sie diese Erfahrung machen müssen.

Apropos: Auch wenn Sie derjenige sind, welcher ein schlimmes Zahnarzterlebnis hinnehmen musste, so bedeutet dies nicht, dass die Zahnmedizin in ihrer Entwicklung stehengeblieben ist. Die moderne Zahnmedizin kann in den meisten Fällen Schmerzfreiheit garantieren.

Die gute Nachricht: Was mit negativen Vorstellungen funktioniert, das funktioniert auch mit positiven. Stellen Sie sich Ihren optimalen Zahnarztbesuch vor. Wie könnte dieser ablaufen? Konzentrieren Sie sich nicht auf Ihre Angst, sondern auf Ihren Nutzen von diesem Besuch. Stellen Sie sich Ihren schmerzfreien, entzündungsfreien, gesunden Zustand vor. Ihr wiedererlangtes Lächeln und Ihre neue, frische Lebensqualität. Es ist Ihr großer Nutzen, wenn Sie sich von Ihrem Zahnarzt helfen lassen.

Der heimliche Sieg von Karies und Baktus!

Was kann ein Zahnarzt für seine Patienten tun?

Die Antwort lautet: Empathie!

Sich einfühlen – auf den Patienten eingehen und ihn mit allen zur Verfügung stehenden Möglichkeiten der modernen Zahnmedizin schmerzfrei behandeln.

Es ist kaum zu glauben, aber die wenigsten Patienten kennen überhaupt die unterschiedlichsten Möglichkeiten einer schmerzfreien und damit viel entspannteren Behandlung. Meist gibt es bei Zahnärzten nur die allseits bekannte „Spritze". Über mehr wird auch von Seiten der Zahnärzte nicht aufgeklärt. Meist aus Zeitmangel und Überbelastung. Es muss halt alles schnell gehen.

Ein Beispiel zeigt, wohin das führen kann.

Marie H. ist 58 Jahre alt, als sie wegen eines Schwächeanfalls ins Krankenhaus eingeliefert wird. Die Ärzte erkennen schnell, dass ihr Schwächeanfall nicht nur Folge einer kurzzeitigen Überlastung ist. Sie hat Eiter im Kiefer. Der belastet Immunsystem und Herzmuskel schwer. Die Kieferknochen sind außerdem schon schwammig und zerklüftet. Die Zahnsubstanz ein Trümmerfeld.

Wie konnte es soweit kommen?

PURE ANGST VOR DEM ZAHNARZT!

Man muss sich das einmal vorstellen: Seit über 30 Jahren war Marie H. nicht mehr beim Zahnarzt! Das ist fast die Hälfte ihres Lebens. Marie H. hat ausgeprägte Dentalphobie. „Gerade einmal ein wackeliger Zahn ist mir vorne oben geblieben. Die hinteren Backenzähne sind schwarz und nur Ruinen. Es ist mir peinlich, ich traute mich überhaupt nicht mehr zu einem Zahnarzt", sagte die Frau.

Ich kann nur sagen, mit ihrer Panik vor dem Zahnarzt steht sie nicht alleine da. Im europäischen Raum betrifft die Zahnarztbehandlungsphobie jeden zehnten Erwachsenen. In Summe also Millionen Menschen, die aus purer Angst vor dem Zahnarzt ihre Zähne verfaulen lassen, oder nötige Behandlungen nicht durchführen lassen. Das kann und darf doch nicht sein!

Dentalphobie wird erlernt und vererbt!

Kinder leiden oft schon in jungen Jahren an Angst vor dem Zahnarzt. Die Dentalphobie wird dabei nicht selten von den Eltern vorgelebt und von den Kindern erlernt. Einige Kindergartenkinder weisen bereits einen von Karies und Baktus durchzogenen Zahnapparat auf. Sie lernen nur unzureichend, ihre Zähne zu putzen. Zahnseide und Mundspülung sind ihnen meistens gänzlich fremd. Die Aufklärung in den Kindergärten, Schulen und anderen Bildungseinrichtungen kann eine solche Wissenslücke zur Mundhygiene nicht schließen, wenn es den Kindern nicht schon zu Hause beigebracht wird. Auch der Zahnarztbesuch!

Was die wenigsten Eltern wissen:

Kaputte Milchzähne schädigen auch die kommenden Zähne. Erstens sind Kariesbakterien dann bereits vorhanden und da Milchzähne und bleibende Zähne nebeneinander stehen, können sie sich schnell und einfach anstecken. Schlechte Ernährung und damit eine ungenügende Versorgung mit Flourid (zum Beispiel) tragen weiter zur Bildung von schlechtem Zahnmaterial schon im Kindesalter bei. Wenn dann auch noch die

Drohung mit dem Zahnarzt und dem Bohrer dazu kommt, dann muss man sich nicht wundern, wenn das Kind schon vor dem ersten, meist sehr harmlosen Kontrollbesuch beim Zahnarzt Angst hat.

Manchmal reicht schon eine angstmachende Situation oder eine schmerzhafte Behandlung, um von einem Zahnarztgeher zu einem Zahnarztgegner zu werden.

Die Six Senses Methode: Den Sinnen ein Schnippchen schlagen!

Als Zahnarzt habe ich mich von Beginn an mit der Angst-freiheit beim Zahnarzt beschäftigt. Ich wollte einfach, dass meine Patienten gerne zu mir kommen. Ich habe in meiner Praxis alles hinterfragt und auf den Kopf gestellt. Und ich habe schließlich mit meiner Six-Senses-Methode einen ganzheit-lichen Ansatz entwickelt, möglichst alle negativen Einflüsse, wenn schon nicht gänzlich zu eliminieren, so doch zumindest zu minimieren, oder durch positive Einflussfaktoren zu er-setzen.

Man kann es drehen und wenden wie man will: Ohren, Nase, Geschmacksknospen und die Augen des Patienten sind beim Zahnarzt auf das höchste sensibilisiert und auf Alarm gestellt. Jede Irritation, jeder negative Eindruck wirkt sich um ein Vielfaches stärker aus als in einer neutralen Umgebung. Ein wichtiger Hinweis für meine Zahnarztkollegen.

Unter welcher Prämisse die eingehenden Reize verarbeitet werden, hängt entscheidend vom Vertrauen ab, das dem Zahnarzt entgegengebracht wird. Auch in einer herkömmli-chen, nicht auf die Six-Senses-Methode ausgerichteten Praxis mit all ihren medizinischen Gerüchen und optisch einschüch-ternden Reizen, ist ein freundlicher, empathischer Zahnarzt in jedem Fall besser für den Patienten als ein wenig einfühlsamer Zahnarzt, der mit missmutigem Gesicht in einer hochmodernen Praxis auf seine Patienten wartet.

Kurz gesagt: Hören, Riechen, Sehen, Schmecken, Fühlen und auch Vertrauen zum Zahnarzt müssen positiv besetzt werden.

Bei diesem ganzheitlichen Ansatz werden alle Schritte von der ersten Kontaktaufnahme bis zum Verlassen der Praxis einer genauen Überprüfung unterzogen. Das erste Telefongespräch, der Internetauftritt, die Wandfarbe, Kittelfarbe und sogar der Geruch in der Praxis und die Aufmachung des Warteraums werden in einer angstfreien Zahnarzt-Praxis genauestens durchdacht. Alle Faktoren werden unter dem Aspekt bewertet, ob der Patient damit etwas Positives oder Negatives assoziiert.

Indem ein Zahnarzt seinerseits alle negativen Assoziationen mit Geruch, Geräusch, Betrachtung, Geschmack, Tasten aus seiner Praxis und seinem Behandlungsalltag entfernt, kann beim Patienten statt des inneren Angsthasen der neugierige Fuchs wachgekitzelt werden. Passt noch das Vertrauen, steht einer angstfreien und erfolgreichen Behandlung nichts mehr im Wege.

Wie das alles genau geht? Wie Sie Ihre Praxis nach der Six-Senses-Methode aufbauen? Was Patienten davon haben und warum es Kindern hilft, schon vor einer aufkommenden Dentalphobie einen stressfrei praktizierenden Zahnarzt aufzusuchen, lesen Sie hier.

Die Six Senses Methode

Verschiedene Sinneseindrücke können uns sofort wieder in die Situation eines früheren Traumas zurückführen. So reicht oft schon der typische Zahnarztgeruch, um die Zahnarztangst zu aktivieren. Dies betrifft alle unsere Sinne. Ziel der Six-Senses-Methode ist nun, dem Kunden auf allen Sinneskanälen neue, positive Anker zu setzen.

Der wichtigste Sinn – das Vertrauen – hat oberste Priorität. Sollte man es nicht schaffen, das Vertrauen in der Arzt-Patienten-Beziehung herzustellen, so sind alle anderen Maßnahmen nur Tropfen auf einem heißen Stein.

Wenn das Vertrauen einmal hergestellt ist, so kann man dieses durch andere Sinneskanäle positiv verstärken. Vom Prinzip her ist es genau das Gleiche wie bei den negativen Erlebnissen. So kann der Kunde, wenn er immer noch aufgeregt in die Ordi kommt, durch den angenehmen Geruch der Ordi in einen positiveren Zustand versetzt werden oder durch eine herzliche Begrüßung seinen Puls beruhigen.

Störfaktoren nach der Six Senses Methode

Zuerst wollen wir nochmal alle möglichen negativen Auslöser nach den Sinnen auflisten.

HÖREN:

unfreundlich und/oder kurz angebunden am Telefon; Bohr-geräusche; Horrorgeschichten von Bekannten; Seufzen oder andere wenig beruhigende Äußerungen vom Arzt; auch nicht gehört zu werden;

 RIECHEN:

typischer Zahnarztgeruch; jemanden nicht riechen können;

 SEHEN:

weißer Zahnarztkittel; Mundschutz; Handschuhe; Einrichtung; Zahnarztstuhl; blendende Lampe; zahnärztliche Sonde; Instru-mente; nicht gesehen zu werden;

 SCHMECKEN:

Spüllösungen; Anästhesiemittel; hochprozentiger Alkohol; Abdruckmaterial; jemanden nicht schmecken können;

 FÜHLEN:

Schmerzen; fehlender oder unangenehmer Körperkontakt; Umgang im Team;

 VERTRAUEN:

zu wenig Kommunikation; zu wenig Zeit und Aufmerksamkeit; ausgelieferte Liegeposition; Kompetenz; nicht eingehaltene Ver-sprechen; wenig Empathie; gespieltes Verhalten, Höflichkeit etc.

Die Möglichkeiten nach der Six Senses Methode

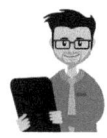 *Was Sie als Zahnarzt tun können:*

 HÖREN:

Der Erstkontakt findet meist am Telefon statt. Hier kann der Kunde sich rein auf seinen Gehörsinn verlassen. Wichtig ist es, dass dem Kunden hier bereits Gehör geschenkt wird. Genauso wie beim ersten Besuch in der Praxis bzw. beim Erstgespräch.

Lassen Sie Ihre Kunden ausreden und hören Sie zu. Notieren Sie sich die Informationen – so können Sie nachher viel Zeit sparen. Merken Sie sich seinen Namen und sprechen Sie ihn damit an. Er soll nicht das Gefühl haben, eine Nummer zu sein. Und stellen Sie sich und Ihre Mitarbeiterinnen ebenfalls vor. Das ist nicht nur eine Frage des guten Benehmens, sondern Grundvorausetzung für Vertrauen, dass man weiß, mit wem man es zu tun hat.

Bohrgeräusche lassen sich leider schwer vermeiden. Einerseits sind sie unangenehm für die Kunden im Wartezimmer als auch natürlich während der Behandlung selbst. Gut isolierte Türen können helfen, genauso wie angenehme Musikuntermalung im Wartebereich. Auch hier gilt: Es muss Ihnen und Ihrem Team gefallen bzw. zu dem Stil Ihrer Praxis passen. Weniger zu empfehlen: Radio – viel Werbung und negative Nachrichten.

Auch im Behandlungszimmer ist Musik angenehm. Wenn Sie einen Computer mit Internet im Behandlungsraum stehen haben, so können Sie einfach kleine Lautsprecherboxen anschließen und über YouTube jegliche Patientenwünsche bedienen.

Sehr empfehlenswert sind Kopfhörer oder Videobrille. Es gibt auch spezielle Kopfhörer, welche die Umgebungsgeräusche minimieren und so ein besseres Klangerlebnis ermöglichen. Ein Großteil der Geräuschentwicklung wird allerdings beim Patienten über die sogenannte Knochenleitung übertragen, sodass Kopfhörer nur einen Teil der störenden Geräusche reduzieren können.

Ein weiteres wichtiges Tool, welches über das Gehör arbeitet, ist das Lob. Vorwürfe und Predigen werden Ihre Kunden verunsichern und demotivieren. Ernstgemeintes Lob wird Ihre Kunden motivieren, bestärken und sie zu einem treuen Kunden werden lassen.

 RIECHEN:

Ein angenehmer Duft ist nicht immer so leicht in einer Zahnarztpraxis umzusetzen. Schuld daran sind bestimmte zahnärztliche Materialien. Besonders Kunststoffe, welche für Prothesenreparaturen notwendig sind, verursachen diesen typischen Geruch. Wenn möglich lassen Sie zahntechnische Reparaturen außerhalb in einem Labor machen oder sorgen Sie zumindest für eine gute Entlüftung in der Technik. Für die restlichen Räumlichkeiten gibt es eine Vielzahl von Möglichkeiten. Ätherische Öle, Duftkerzen, Raumsprays und auch aufwendigere Duftsysteme.

Das Wichtigste sind immer zwei Dinge: Übertreiben Sie es nicht und es muss Ihnen und Ihrem Team behagen. Schließlich verbringen Sie und Ihr Team die meiste Zeit dort. Experimentieren Sie ruhig ein bisschen. Sie können auch abhängig von der Jahreszeit unterschiedliche Düfte ausprobieren. Ziel ist es, eine Art Markenzeichen über den Geruch zu etablieren. Ein Duft, der den Kunden sofort beim Betreten an die vertrauensvolle Beziehung zu Ihnen und Ihrem Team erinnert. Denn wie heißt es so schön: immer der Nase nach ;-)

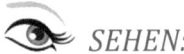 SEHEN:

Der Sehsinn ist bei uns Menschen besonders stark ausgeprägt. Schaffen Sie optisch eine Ordination, in der Sie sich wohlfühlen. Sie werden damit all jene Kunden ansprechen, die zu Ihnen passen. Lassen Sie Ihrer Fantasie freien Lauf. Warum muss ein Wartezimmer immer wie ein Wartezimmer aussehen?

Das betrifft auch Ihre Kleidung. Der weiße Arztkittel sollte schon ausgedient haben. Es ist durchaus sinnvoll, wenn Sie etwas anhaben, durch das Sie als Arzt erkannt werden. Aber hauptsächlich passiert das alleine durch Ihr Auftreten sowieso zur Genüge. Sie müssen sich wohlfühlen – aber das wissen Sie mittlerweile eh schon selbst ;-)

Halten Sie beim nächsten Urlaub Ihre Augen offen. Was im Hotel gefällt Ihnen besonders und warum? Was nicht? Das betrifft übrigens auch Serviceleistungen – da kann man sich einiges abschauen.

Des Weiteren obsolet: medizinische Bilder an den Wänden. Dazu muss nichts mehr gesagt werden. Ich persönlich halte sogar irgendwelche Zertifikate oder dergleichen für sinnlos.

Sinnvoller ist etwas anderes: Auch wenn Sie an Ihrem Instrumentarium Gefallen finden – Ihr Kunde findet es nicht! Auf Platz eins ist unangefochten die zahnärztliche Sonde. Natürlich ist das ein notwendiges Instrument, aber Sie müssen es dem Neukunden nicht gleich von Beginn an präsentieren. Es ist auch bekannt, dass das Kratzen und übermotivierte Stochern an der Zahnoberfläche nicht nur äußerst unangenehm für den Patienten ist, sondern auch Schäden an der intakten Zahnoberfläche verursachen kann. Das heißt: Anfänglich weg aus der Sichtebene des Patienten und wenn notwendig ein ausgemachtes Handzeichen oder Nicken zur Assistentin.

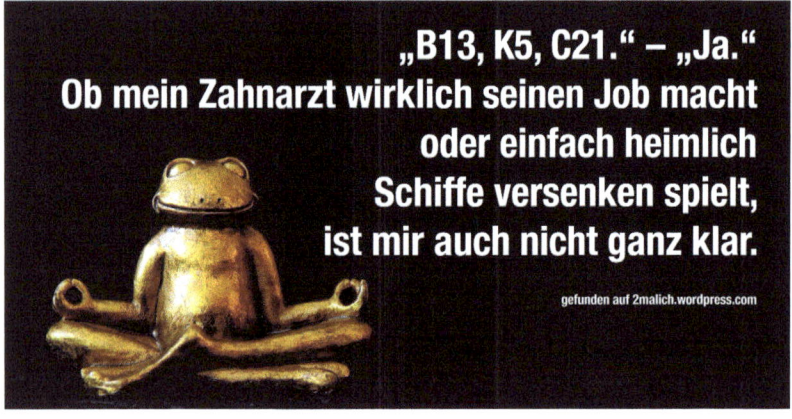

„B13, K5, C21." – „Ja."
Ob mein Zahnarzt wirklich seinen Job macht oder einfach heimlich Schiffe versenken spielt, ist mir auch nicht ganz klar.

gefunden auf 2malich.wordpress.com

Wenn der Patient in Liegestellung gebracht wird, passiert Folgendes: Zuerst wird er in eine unterwürfige Position gebracht, dann wird er geblendet, bevor ein maskierter Räuber ihm mit Instrumenten in seinen Mund fährt und nicht verständliches Zeug murmelt. Das Einzige, was der Patient dann *wieder versteht, ist ein sorgenvolles Seufzen oder er sieht ein erschrockenes Heben der Augenbrauen.*

Was kann man besser machen?

Kündigen Sie dem Patienten immer den nächsten Schritt an. So zum Beispiel: „So, jetzt darf ich Sie in eine günstigere Position bringen." Gegen das Blenden: Schutzbrille.

Auf den Mundschutz verzichten wir natürlich nicht. Aber man kann statt der fehlenden, weil überdeckten Mimik den Körperkontakt mittels Berühren der Schulter ausgleichen. Und wie schon angesprochen, vorwurfsvolle Kommentare vermeiden. Auch hier wieder erklärend: „Ich sage meiner Assistentin ein paar Infos an, die wir dann in Ruhe noch besprechen werden."

Und dann gehört das in Ruhe erklärt. Sei es mittels Zeichnungen oder auch mit Hilfe einer Intraoral-Kamera. Oder noch einfacher: Einfach einen Spiegel dem Patienten in die Hand geben und mitschauen lassen. Aber vorher fragen! Nicht alle wollen das auch sehen. Dann schon lieber eine Zeichnung.

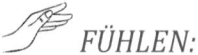 *FÜHLEN:*

Fühlen hatten wir eben mit der Berührung an der Schulter. Diese können Sie auch bei Abschluss der Behandlung machen. Wichtig: Seien Sie aufmerksam, ob dem Patienten dies auch Recht ist. Bei uns legt die Assistentin auch beim Injizieren des Anästhetikums eine Hand auf die Schulter des Patienten. Aber mit Gefühl, sodass er nicht glaubt, festgehalten zu werden ;-)

Und ich werde es auch nicht leid, jeden Patienten aufs Neue vor der Behandlung darauf hinzuweisen, dass er oder sie sich melden soll, wenn etwas weh tut. Es heißt zwar im Volksmund anders, aber: Auch Indianer kennen Schmerzen!

 ### SCHMECKEN:

Ja, ja, die lieben zahnärztlichen Geschmacksrichtungen. Da hat sich nicht wirklich viel verbessert in den letzten Jahrzehnten. Umso wichtiger ist es, den Patienten die Möglichkeit des Ausspülens zu geben. Ein Kollege von mir gab mir mal den Rat, das Mundspeibecken abzudecken, damit der Patient gar nicht auf die Idee des Ausspülens kommt. Das sehe ich komplett anders. Mir ist klar, dass es Behandlungsschritte gibt, bei denen Ausspülen einfach nicht möglich ist. Im Sinne einer guten Zusammenarbeit kann der Patient ausspülen, wann er es für notwendig hält – außer ich sage, es ist jetzt nicht möglich. Ganz einfach.

Auch die Fluoridierung am Ende der Behandlung ist nicht für jeden ein kulinarisches Highlight. Und wir wissen, dass gerade die letzten paar Schritte diejenigen sind, die am ehesten im Gedächtnis bleiben. Also, kosten Sie sich durch den Fluoriddschungel selbst durch und entscheiden Sie, mit welchem Beigeschmack Ihr Kunde Sie verlassen soll ;-)

 ### VERTRAUEN:

Der wichtigste Sinn. Ohne Vertrauen ist kein langfristiger Behandlungserfolg möglich und Sie und Ihr Team werden bei ständiger Vertrauensverweigerung nicht in den Genuss dieses

Hochgefühls kommen, welcher unser Beruf mit sich bringen kann :-(

Die gute Nachricht: Der Patient will Ihnen vertrauen. Deswegen ist er bei Ihnen. Er will behandelt werden und ein langfristiger, zufriedener Kunde werden. Die Bereitschaft, auch wenn nicht immer ganz offensichtlich, ist also da. Daraus eine vertrauensvolle Beziehung gedeihen zu lassen ist manchmal schwierig und – ganz wichtig – manchmal auch einfach nicht möglich.

Klartext: Wenn Sie ein ungutes Bauchgefühl bei diesem Kunden haben, so seien Sie sich im Klaren, dass es durchaus für beide Seiten einen Vorteil hat, die Beziehung rechtzeitig zu beenden. Es sollte natürlich in Ihrem Interesse sein, möglichst viele Kunden in einer langfristigen Arzt-Patienten-Beziehung zu begleiten.

Aber seien Sie nicht der Geisterfahrer, der meint, alle anderen fahren in die falsche Richtung ;-)

Der Besuch:
Willkommen in Ihrer Wohlfühl-Ordi!

Der Erstkontakt

Informieren Sie sich. Wo geht dies am leichtesten? Im Internet. Eine Homepage kann schon eine Menge über die Praxis aussagen. Fühlen Sie sich angesprochen? Dann ran ans Telefon. Jetzt kommt es zur ersten wirklichen Kontaktaufnahme. Ich weiß, dass dieser Schritt oftmals schon ein schwieriger ist. Hier kann Ihnen z. B. EFT bereits sehr helfen. Dazu später mehr.

Ein Tipp: Rufen Sie nicht unbedingt an einem Montag um 8 Uhr in der Früh an. Erfahrungsgemäß ist der Wochenanfang vielleicht ein bisschen hektischer und man kann sich am Nachmittag für das Telefonat einfach etwas mehr Zeit für Sie nehmen. Trauen Sie sich ruhig auch zu fragen. Aber vermeiden Sie, zu viele fachliche Fragen zu stellen. Diese wird der Arzt mit Ihnen ausführlich besprechen. Lassen Sie auch ruhig gleich vermerken, dass Sie Angst vor dem Besuch haben.

Info, Stimme und wie viel Zeit sich die Dame am Telefon nehmen wird, kann Ihnen schon erste Anhaltspunkte geben.

Das Telefon ist die Visitenkarte der Ordi. Das haben Sie sicherlich schon öfters gehört. Fakt ist, dass hier bereits viel schief gehen kann, wovon der Chef gar nichts mitbekommt. Deswegen kann ich gar nicht empfehlen, wie es in manchen Praxen Usus ist, dass die Dame abhebt, die gerade näher beim Telefon steht. Hier gilt es, eine genaue Kompetenzverteilung zu vollziehen und diese Dame oder auch Damen mittels interner oder externer Schulung fit zu machen.

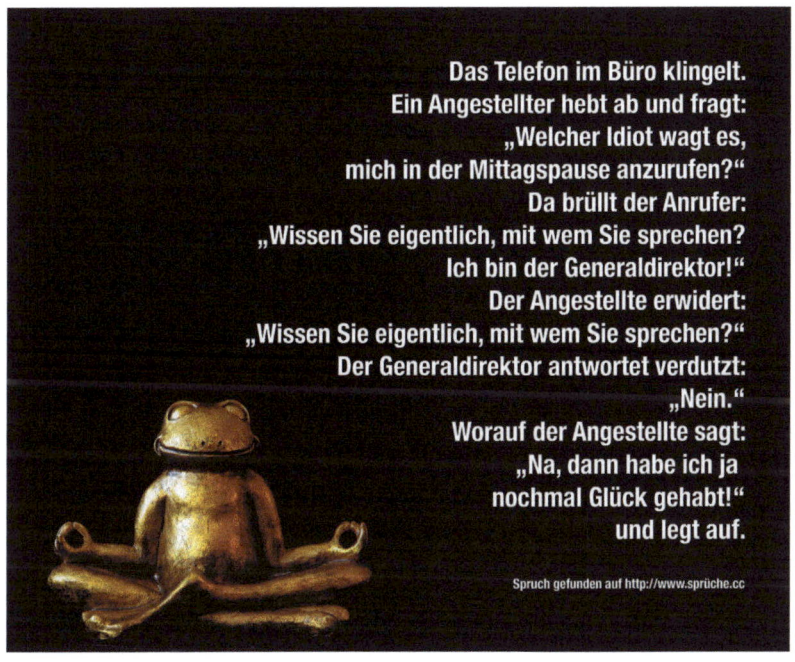

Das Telefon im Büro klingelt.
Ein Angestellter hebt ab und fragt:
„Welcher Idiot wagt es,
mich in der Mittagspause anzurufen?"
Da brüllt der Anrufer:
„Wissen Sie eigentlich, mit wem Sie sprechen?
Ich bin der Generaldirektor!"
Der Angestellte erwidert:
„Wissen Sie eigentlich, mit wem Sie sprechen?"
Der Generaldirektor antwortet verdutzt:
„Nein."
Worauf der Angestellte sagt:
„Na, dann habe ich ja
nochmal Glück gehabt!"
und legt auf.

Spruch gefunden auf http://www.sprüche.cc

Heutzutage passiert der Erstkontakt meistens im Internet. Es ist für einen modernen Zahnarzt unerlässlich, eine Homepage zu haben. Einerseits ist es gut, auf dieser zu informieren. Viel wichtiger ist es aber für den Patienten zu *sehen: Wie schaut es dort überhaupt aus und – noch wichtiger – wie sehen Behandler und Team aus? Wirken sie sympathisch? Vertrauensvoll? Je mehr der Patient im Vorfeld weiß, desto weniger läuft dieser Gefahr sich vor einer ungewissen Situation zu fürchten.*

Machen Sie eine Homepage mit viiiiiielen Fotos! Stellen Sie Ihr Konzept, Ihre Räumlichkeiten, Ihr Team und natürlich sich selbst ausführlich dar. Aktuelle Fotos sind natürlich zu empfehlen.

Der Empfang

Hier wird mir geholfen. Dieses oder ein ähnliches Gefühl sollten Sie schon beim Betreten der Praxis empfinden. Lassen Sie sich nicht nervös machen, wenn es an der Rezeption ein reges Treiben gibt. Das darf vorkommen. Wichtig ist, dass Sie freundlich empfangen werden und dass Ihnen das Wichtigste aus organisatorischer Sicht gleich erklärt wird.

Es sollte Sie kein störender Zahnarztgeruch empfangen, sondern eine Empfangsdame, die Ihnen die nächsten Schritte erklärt.

Meistens wird dann ein Fragebogen ausgefüllt. Hier sollten Sie auch gleich vermerken können, dass Sie dieser Besuch einiges an Überwindung gekostet hat. Genaueres können Sie dann im Beratungsgespräch ausführen. Also, schreiben Sie keine Romane auf den Fragebogen ;-)

Der erste Eindruck Ihrer Praxis entsteht am Empfang. Idealerweise ist dieser getrennt vom Wartezimmerbereich. So können Fragen gestellt und auch diskret behandelt werden. Wichtig: Achten Sie auf die richtigen Lichtverhältnisse – Sie müssen hier nicht operieren können ;-) – und auf den Geruch. Ein Brunnen mit ätherischen Ölen, eine Duftlampe oder Ähnliches leisten wahre Wunder – haben aber gegen den Geruch von auspolymerisierendem Kunststoff keine Chance. Der Technikraum sollte belüftet sein oder man schickt Reparaturen von Prothesen ins Labor. Nur übertreiben Sie es nicht mit dem guten Duft. Diese Bemühungen können dann schnell nach hinten losgehen. Kopfschmerzen bei den Mitarbeiterinnen und flüchtende Kunden sind die Folge.

Das Wartezimmer

Auch wenn Sie hier nicht zu lange warten sollten, so ist es doch sehr wichtig, dass Sie sich in diesem Raum wohlfühlen. Von der Einrichtung und der Musik sowie dem Geruch kann man schon einiges über den Stil der Zahnarztes und des Teams ableiten. Aber nur keine vorschnellen Schlüsse.

Gibt es Lesestoff? Erfrischungen im Sommer? Tee im Winter? Infomaterial? Schauen Sie sich in Ruhe um. Ist es angenehm warm im Winter und ausreichend kühl im Sommer? Auch wenn Sie hier nicht einziehen müssen, ist es doch wichtig, dass Sie sich wohlfühlen.

Auch hier gilt: Ein angenehmer oder neutraler Geruch ist wichtig. Störende Geräusche gilt es zu vermeiden – das lässt sich aber erfahrungsgemäß nicht immer umsetzen. Hier hilft eine geeignete Wartezimmermusik oder vielleicht sogar ein Film. Genauso wie es für den Duft gilt, muss man auch bei der Musik- und Film-Wahl vorsichtig sein. Als Faustregel gilt: Bleiben Sie authentisch. Wenn es Ihnen und Ihrem Team gefällt, kann es nicht so falsch sein. Schließlich verbringen Sie und Ihr Team auch die meiste Zeit in Ihrer Praxis. Sie müssen sich wohlfühlen – dann werden es Ihre Patienten auch.

Wichtig für Sie und das gesamte Team: Grüßen Sie und Ihr Team jeden Patienten beim Vorbeigehen. Das machen die im Supermarkt und im Möbelhaus auch – und das aus gutem Grund: Es nennt sich anerkennende Wertschätzung gegenüber Ihren Kunden.

Und noch etwas: Vermeiden Sie Laufen in der Ordi. Mir wurde schon seitens der Patienten berichtet, dass in anderen Ordis auf Grund von Hochbetrieb zwischen den Behandlungsräumlichkeiten gelaufen wird. Das verbreitet unangenehme Hektik. Das will keiner.

Das Erstgespräch

Nun ist es soweit. Endlich das gewünschte Erstgespräch. Im Idealfall haben Sie die Möglichkeit, mit Ihrem Zahnarzt auf einem gesonderten Platz – also nicht direkt am Behandlungsstuhl – in Ruhe zu plaudern. Erzählen Sie ihm alles, was Ihnen am Herzen liegt. Erzählen Sie von Ihren schlechten und auch guten Erfahrungen bei Ihren bisherigen Terminen und erklären Sie ausführlich, was Ihre Erwartungshaltung an den Zahnarzt ist.

Notieren Sie sich als Zahnarzt alles oder zumindest soviel wie möglich und zwar genau in dem Wortlaut, wie es der Patient gesagt hat. So können Sie später in „seiner Sprache" mit ihm kommunizieren.

Um mit einem Gerücht gleich mal aufzuräumen: Ihr Zahnarzt will das Beste für Ihre Zahngesundheit. Er ist kein Sadist, der Spaß an Ihren Schmerzen hat. Im Gegenteil: Er weiß, dass Ihre Schmerzen seine Arbeit stark verkomplizieren können. Warum Sie dann nicht immer von einem Sonnenschein empfangen werden? Weil Ihr Zahnarzt auch ein Mensch ist. Sehr viele Leute wollen etwas von ihm, am besten gleichzeitig. Patienten ohne Voranmeldung erschweren ein perfektes Time-Management und das Unbehagen mancher Kunden kann sich auch auf den Arzt übertragen. Trotzdem: Sie können eine gewisse Grundfreundlichkeit und die notwendige Zeit zum Gespräch erwarten.

Hier muss ich die Kassenärzte etwas in Schutz nehmen, die durch die Masse an Patienten nur schwer die Zeit und die Energie für ein unhektisches und verständnisvolles Miteinander aufbringen können.

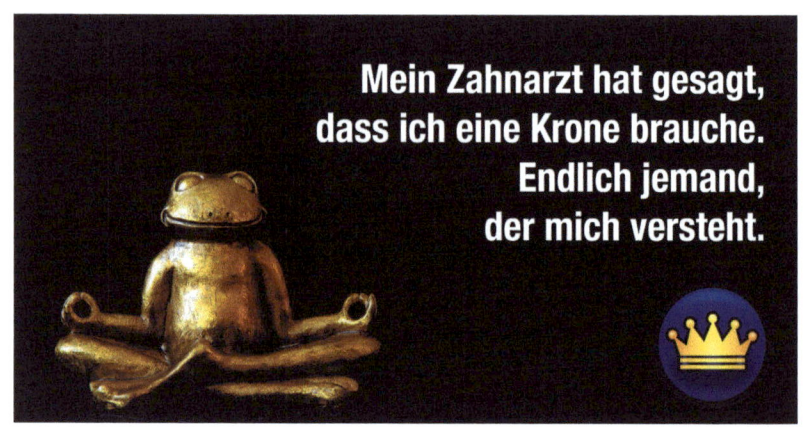

Mein Zahnarzt hat gesagt,
dass ich eine Krone brauche.
Endlich jemand,
der mich versteht.

Lassen Sie Ihren Kunden in Ruhe ausreden. Es ist unbedingt notwendig, dieses Gespräch nicht direkt am Behandlungsstuhl zu vollziehen. Sie werden überrascht sein, wie viel Zeit Sie sich im Nachhinein ersparen, wenn Sie im Vorfeld erfahren, was Ihr Patient will und was er nicht will. So reduzieren Sie Missverständnisse, die Unzufriedenheit auf beiden Seiten provoziert.

Notieren Sie sich so viel wie möglich. Keine Info ist umsonst. Versuchen Sie aber auch genug Augenkontakt zu halten, um dem Kunden zu signalisieren, dass Sie ihn als Mensch wahrnehmen. Auch hier wieder oberstes Gebot: Es muss authentisch sein. Das gilt auch für Körperkontakt. Ich berühre meine Kunden gerne manchmal an der Schulter (und im Mund natürlich ;-)). Es muss zu Ihnen und Ihren Kunden passen – es muss stimmig sein.

Mittels Panoramaröntgen können Sie natürlich auch erste zahnmedizinische Diagnosen abgeben. Vermeiden Sie Seufzen, Kopfschütteln oder zu negative Aussagen. Ich für meine Person kann Kollegen nicht verstehen, die die schlechte Zahngesundheit persönlich nehmen und den verunsicherten Patienten empört einen vorwurfsvollen Vortrag halten. Das hat nichts mit Kompetenz und schon gar nichts mit Empathie zu tun. Sorry – aber Ihr Job ist es nicht, dem Patienten ein schlechtes Gewissen zu bereiten. Das stärkt auch nicht seine Motivation.

Dann führen Sie den Patienten in die Behandlungsräumlichkeiten.

Die Untersuchung

Gut, dass Sie hier sind. Hier wird Ihnen geholfen. Es wird nur geschaut und weiter besprochen. Kein Überraschungsangriff – kein Hinterhalt. Sie können nun nochmals kurz Ihre Wünsche deponieren: noch ein Schluck Wasser, nicht zu weit umlegen, keine spitze Sonde, eine Sonnenbrille, usw.

Natürlich ist es für das Vertrauen nicht dienlich, wenn sich der Zahnarzt mit Mundschutz und Handschuhen „verkleidet", allerdings ist es ein absolutes Muss heutzutage, dass sich Ihr Zahnarzt schützt. Schließlich ist es auch zu Ihrem Schutz.

Ihr Zahnarzt wird sich nun einige Notizen machen, die er dann mit Ihnen bespricht. In dieser Phase ist es sinnvoller, ihn ohne Zwischenfragen seine Arbeit machen zu lassen. Sie haben im Anschluss noch genug Zeit für Fragen. Wichtig ist für Sie vor allem, wie die vorgeschlagene Therapie umgesetzt wird. Möglichkeiten werde ich Ihnen noch im Rahmen dieses Buches präsentieren.

Begleiten Sie Ihren Patienten bis zum Stuhl. Das Behandlungszimmer sollte frei von medizinischen Bildern sein. Egal wie stolz Sie auf Ihre Vorher-Nachher-Fotos auch sein mögen – es ist für Ihre Kunden außer widerlich, nur widerlich ;-)

Des Weiteren sollte keine zahnärztliche Sonde auf dem Tray liegen. Aus Kundensicht ist das eines der fürchterlichsten Werkzeuge des Zahnarztes. Es ist aus diagnostischer Sicht auch fraglich, ob man in jede Karies reinstochern muss und ob jede intakte Zahnfläche damit abgekratzt werden muss. Manchmal ist es selbstverständlich notwendig – dann einfach danach verlangen. Tipp: Entweder weiß Ihr Helferlein auf Grund Ihres Blickes dann schon Bescheid oder Sie machen sich andere Namen für die Werkzeuge aus. Spitze Sonde oder Wurzelheber klingen für Angstpatienten semi entspannend.

Wiederum: kein Seufzen – kein Kopfschütteln. Kein krypti-sches: „Schauen Sie mal" zur Helferin. Entweder Pokerface oder Sie betonen ein paar positive Sachen. Seien Sie aber immer der Wahrheit verpflichtet. Wenn es nicht gut aussieht, müssen Sie dies auch mit einer gewissen Deutlichkeit sagen. Gut gemeintes Schönreden bringt nichts.

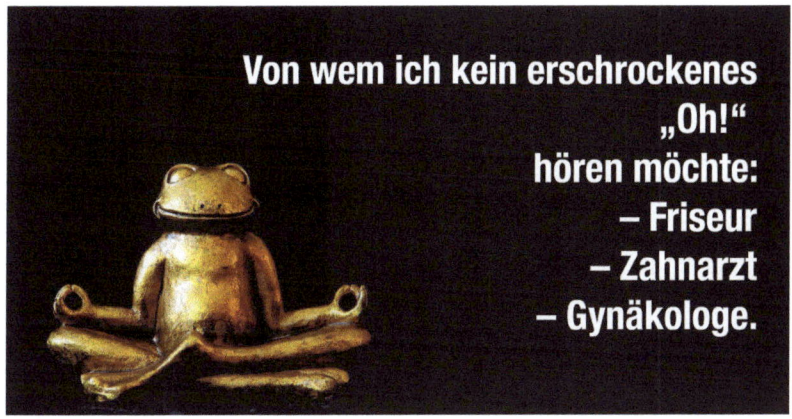

Von wem ich kein erschrockenes „Oh!" hören möchte:
- Friseur
- Zahnarzt
- Gynäkologe.

Wenn Sie einen Plan erstellt haben, setzen Sie den Patienten auf und besprechen Sie das, was notwendig ist. Gehen Sie auch auf die Punkte ein, die Ihr Kunde bei der Besprechung angemerkt hat. Nun können Sie gemeinsam einen Plan erstellen, wie die Behandlung umgesetzt wird. Die Möglichkeiten werden wir nun genau erläutern.

Die Möglichkeiten der Behandlung von Zahnarztangst

Bei den Möglichkeiten zur Behandlung möchte ich Arzt und Patienten ein wirklich breites Spektrum aufzeigen. Von der Vollnarkose bis zum Stressball wird für jeden etwas dabei sein, was eine Behandlung ermöglichen wird. Eines sollte aber immer als Ziel dienen: Der Kunde darf nie von Behandlungsmethoden abhängig gemacht werden, wie z. B. von Lachgas. Vielmehr ist dies alles nur eine sogenannte Etappenlösung für eine „normale Behandlung".

Ich möchte Ihnen viele Möglichkeiten zeigen. Passen werden nur einige – für Behandler und für Patienten. Es gilt einiges auszuprobieren und sich dann für das Passende zu entscheiden. It´s your choice.

VOLLNARKOSE

Hier vergeht die Behandlung wie im Schlaf. Augen zu – Augen auf – und alles ist vorbei. Die wahrscheinlich einzige Möglichkeit eine Behandlung nicht zu erleben, da man Urlaub in Fantasien macht :-)

Hierbei werden Sie von einem Anästhesisten-Team betreut. Ihr Zahnarzt macht also die Narkose nicht selbst. Nach der Behandlung brauchen Sie eine Begleitperson, die Sie nach Hause bringt und Sie sollten sich, je nach Eingriff, 2 Tage schonen.

Diese Art der Behandlung stellt sicherlich keine Dauerlösung für eine Zahnarztangst dar, ist aber als Erstbehandlung eine wunderbare Sache. Warum? Meistens ist schon eine Menge

Arbeit im Mund im Laufe der Jahre zusammen gekommen. Das weiß der Patient und trägt diese immer größer werdende Last mit sich rum. Bei einer Narkose-Behandlung kann man mit einem oder zwei Terminen sehr viel schaffen, sodass Patient und Arzt einen sehr schnellen Erfolg verbuchen können. Die Last wird rasch leichter und zukünftige Termine werden leichter vonstatten gehen.

Auch ist diese Behandlung nicht gerade die billigste: 600 bis 1000 Euro pro Stunde muss man rechnen. Da sie einen medizinischen, organisatorischen und finanziellen Aufwand bedeutet, kann man diese Behandlung eher als Start-Behandlung ansehen. Sie wird auch nur von sehr wenigen Ärzten angeboten.

LACHGAS

Eine sehr einfache, unkomplizierte und wirksame Methode! Diese wird von geschulten Zahnärzten selbst ausgeführt. Mittels einer Atemmaske bekommt man ein Lachgas-Sauerstoff-Gemisch. Die heutigen Geräte sperren das Mischverhältnis bei 50 zu 50. So ist absolut garantiert, dass es sich um eine der sichersten Methoden in der Medizin handelt. Alles andere Gequatsche ist Halbwissen und Panikmache.

Es gilt, die für den Patienten optimale Mischung zu finden. Diese schafft einen angenehmen, berauschten Zustand. Man verspürt eine deutliche Angstreduktion und als weiterer angenehmer Nebeneffekt vergeht die Zeit gefühlt schneller.

Die Kosten liegen hier bei der Erwachsenenbehandlung zwischen 200 und 300 Euro. Bei Kindern etwas günstiger.

Sie brauchen keine Begleitperson und keinen Ruhetag. Sie können direkt nach der Behandlung Ihren gewohnten Tätigkeiten nachgehen.

PSYCHOPHARMAKA

Diese werden oral eingenommen und führen zu einer angstmildernden Wirkung. Die Handelsnamen sind z. B. Lexotanil, Valium, Dormicum oder Halicion.

Auch hier gilt, dass diese unterstützende Maßnahme nur für die ersten 1 bis 2 Besuche angewandt werden soll. Es handelt sich hier definitiv um keine Dauerlösung. Besprechen Sie die Kontraindikationen und Nebenwirkungen.

Kontraindikationen

Falls Patienten unter schweren Atembeschwerden, unter nächtlichem Erwachen wegen Unterbrechung der Atmung (Schlafapnoe-Syndrom), unter Lebererkrankung oder krankhafter Muskelschwäche (sogenannter *Myasthenia gravis*) leiden, oder falls sie von einem Beruhigungsmittel einschließlich Alkohol abhängig sind, dürfen sie Psychopharmaka nicht einnehmen.

Nebenwirkungen von Psychopharmaka

Insgesamt haben Psychopharmaka eher geringe Nebenwirkungen und sind in der Regel gut verträglich. Wegen dieser eher geringen Nebenwirkungen bergen sie allerdings auch ein erhöhtes Abhängigkeitspotential. Nebenwirkungen von Psychopharmaka, insbesondere bei höherer Dosierung, können ausgeprägte Müdigkeit und Tagesschläfrigkeit, eingeschränkte Aufmerksamkeit und Konzentrationsschwäche sein. Diese

Nebenwirkungen können die Fähigkeit zur aktiven Teilnahme am Straßenverkehr herabsetzen.

EFT

Diese Methode zur Angstreduktion verbindet Elemente der Klopfakupressur mit der Psychotherapie. Es handelt sich hierbei um eine Selbsthilfemethode und das macht sie so stark für den Anwender, weil man sie jederzeit anwenden kann und man keinen Therapeuten oder Arzt dazu braucht. Oft oder eigentlich immer ist es ja so, dass die Angstgefühle einen schon beim Griff zum Telefonhörer übermannen. Oder auch am Vorabend kennt wahrscheinlich jeder die Schlafschwierig-keiten und den beschleunigten Puls, die schweißnasse Stirn und das unangenehme Gefühl im Bauch, welches uns signa-lisiert: Du hast JETZT Angst!

JETZT wäre es gut etwas dagegen tun zu können und hier kann Ihnen EFT helfen. Sie klopfen bestimmte Punkte auf Ihrem Körper und sagen gewisse Sätze immer und immer wieder. Dadurch kommt es zur Angstreduktion, weil Sie mit dieser Methode auf Ihr Unterbewusstsein Zugriff haben. Dann können Sie auch positive Gefühle wie Mut und Vorfreude auf Ihr neues, gesundes Lächeln verstärken.

Das alles ohne Nebenwirkungen, gratis und von Ihnen selbst jederzeit einsetzbar. Diese Methode wirkt natürlich bei allen mit Emotionen besetzten Ängsten – ganz gleich welche. Ob Prüfungsangst oder Höhenangst – Sie haben es in Ihren Händen.

Als Behandler wäre es zu empfehlen, zumindest das eine oder andere Seminar bezüglich EFT besucht zu haben. Aber die Methode ist wirklich sehr einfach und lässt sich auch über YouTube und Bücher leicht selbst erlernen. Ihre Patienten können sich diese Infos auch besorgen oder Sie bereiten einfach ein paar Links vor, welche Sie ausdrucken und mitgeben.

HYPNOSE

So wie z. B. bei der Raucherentwöhnung gibt es auch bei der Zahnarztangst immer wieder tolle Erfolge zu verzeichnen. Aber auch hier kann Ihre Erwartungshaltung Ihnen ein Schnippchen schlagen, denn wer denkt, dass die Hypnosetherapie wie eine Showhypnose im Fernsehen abläuft, der irrt. Nur ein Fingerschnippen wird nicht reichen, um Sie von Ihren Ängsten zu befreien. Probieren Sie es aus.

Viele Zahnärzte lassen einzelne Hypnosetechniken in ihre normale Behandlung miteinfließen, ohne dass der Patient dies erkennt oder diese mit Hypnose in Verbindung bringt. Dies kann sein, wie der Arzt mit Ihnen spricht bzw. welche Wörter er vermeidet.

Sie können sich auch Hypnose- bzw. Meditations-CDs selbst besorgen und diese ausprobieren. Sie merken dann sehr schnell, ob diese Technik etwas für Sie ist und Ihnen dauerhaft helfen kann.

HANDZEICHEN

Ganz einfach und doch so wirksam: Machen Sie sich mit Ihrem Arzt ein oder mehrere Handzeichen aus. Somit können Sie signalisieren, ob Ihnen etwas weh tut, ob Sie ausspülen oder husten möchten oder ob Sie eine kurze Pause brauchen. Sie werden merken, dass das Gefühl des Ausgeliefertseins deutlich geringer wird.

Sollten Sie zu jenen Zahnärzten gehören, welche sich durch eine Unterbrechung durch Ausspülen oder dergleichen gestört fühlen, dann sollten Sie sich überlegen, ob Sie Angstpatienten wirklich zu Ihrem Tätigkeitsschwerpunkt zählen möchten. Natürlich gibt es Phasen in einer Behandlung, in denen ungestörtes Arbeiten ein Muss ist. Dies können Sie aber dem Patienten mitteilen – er wird dafür Verständnis haben.

STRESSBALL

Für manche entspannend – für manche das Gegenteil: der Stressball. Ziel ist es, einerseits den Fokus vom erwarteten Schmerz wegzubekommen und andererseits durch die körperliche Betätigung Adrenalin abzubauen, was wiederum den Geist und den Körper beruhigt.

Den Stressball gibt es mittlerweile in verschiedenen netten und lustigen Ausführungen. Von Einhorn bis Knautschgesicht gibt es am Markt alles, was das gestresste Herz begehrt.

Für manche ist so ein Teil ein wirkliches Muss, an dem man sich festhalten kann. Tipp: Schenken Sie den Stressball in manchen Fällen an Ihre Kunden – kleine Geschenke erhalten die Freundschaft ;-)

VIDEOBRILLE / KOPFHÖRER

Auch hier gilt: Diese Methode ist nicht für jedermann geeignet. Warum? Speziell bei der Videobrille ist das Gefühl eines Kontrollverlustes sehr präsent und nicht für alle geeignet. Aber natürlich stellt die Videobrille ein probates Mittel dar, um sich gedanklich an einen ganz anderen Ort zu begeben. Gerade in Verbindung mit Lachgas sind ganz tolle Gedankenreisen möglich. Ähnliches gilt für die Kopfhörer.

Viele haben durch ihr Smart Phone ihre Musicbox in der Hosentasche und selber Kopfhörer mit. Trotzdem empfiehlt es sich, Kopfhörer in der Ordi griffbereit zu haben.

LOKALE ANÄSTHESIE

Ein Klassiker, bei dem es ein paar Dinge zu beachten gibt. Es ist eine der wichtigsten Maßnahmen zur Schmerzfreiheit. Allerdings besteht häufig eine Spritzen-Angst und es wird sehr oft Schmerz damit verbunden.

Zwei Dinge können beim Geben der Spritze unangenehm werden: erstens der Einstich und zweitens das zu schnelle Verabreichen des Anästhetikums.

Meistens hilft hier ein betäubendes Gel oder ein Spray, um die Einstichstelle weitgehendst schmerzfrei zu bekommen. Als wichtigste Regel gilt ein gaaaanz langsames Einspritzen. Idealerweise gibt man nur ein bisschen und lässt dies dann wirken. Wenn es schon wirkt, kann man den Rest verabreichen – schmerzfrei!

Eine dünne Nadel, etwas gut Zureden und viel Fingerspitzengefühl verstehen sich von selbst.

Tipp: Lassen Sie Ihre Helferin ihre Hand auf die Schulter des Patienten legen. Durch den Körperkontakt entsteht ein beruhigendes Gefühl.

KÖRPERSPRACHE

Der Körper reagiert auf Angst in ganz typischer Weise: Man fängt an zu schwitzen, die Hände werden kalt, die Knie weich, die Atmung flach und im Magen macht sich ein unangenehmes Gefühl breit. Diese körperlichen Zeichen werden nun gleich wieder als Angst erkannt. So verstärkt sich der Teufelskreis und die Symptome werden mehr.

Diese Angstspirale lässt sich unterbrechen. Nehmen Sie sich Zeit dafür, Ihren Körper aus dieser Alarmbereitschaft zu befreien. Senken Sie Ihre Schultern ab und atmen Sie tief in Ihren Bauch durch die Nase ein und durch Ihren Mund wieder aus. Nach dem Ausatmen warten Sie ca. 2 Sekunden, bevor Sie wieder einatmen.

Für die heiße Stirn eignet sich ein kühles, mit Wasser getränktes Tuch und für die kalten Hände eine Flasche gefüllt mit warmen Wasser. Eigentlich ganz einfach: Wenn sich der Körper beruhigt, beruhigt sich auch der Geist.

DIE KOMBINATION der Möglichkeiten

Wie schon erwähnt ist die wichtigste Komponente das Vertrauen. Gibt es dazu ein Team und eine Ordi, in der sich der Kunde wohlfühlt, steht dem Behandlungserfolg nichts mehr im Wege. Nur – aller Anfang ist manchmal schwer. Vertrauen muss einmal verdient werden und die negative Erwartungshaltung über Bord geworfen werden.

Es gibt verschiedene Abläufe, die der Patient wählen kann. Es sei hier erwähnt, dass es keinesfalls das Ziel ist, den Patienten von einer Behandlungsmethode abhängig zu machen. Alle erwähnten Möglichkeiten wie Vollnarkose oder Lachgas sollen nur als Einstiegshilfe dienen, bis das Vertrauen in Arzt und Team groß genug ist, um auf diese Hilfsmittel zu verzichten. Erst dann sind das Erfolgserlebnis und das Vertrauen in sich groß genug, um zukünftigen Behandlungen entspannter entgegenzusehen.

Anfänglich ist die Skepsis groß und es gibt auch Schamgefühle gegenüber dem Behandler. Da ist es schon sehr gut, dass man z. B. mit einer Narkose-Sitzung dem Patienten eine sehr große Last von den Schultern nehmen kann. Aber nochmals: Ziel ist es, eine vertrauensvolle Beziehung aufzubauen. Je weniger dazu notwendig ist, umso besser. So ist es auch möglich, mit einer kurzen Behandlung zu starten. Sei es eine professionelle Mundhygienesitzung oder eine kleine Füllung.

Für größere Projekte ist aber der Start mit einer Vollnarkose oder Lachgasbehandlung sehr zu empfehlen. Dazu kommt ein Anästhesisten-Team in die Ordi und macht die Vollnarkose.

Wichtig sind natürlich die Folgetermine. Eine einzelne Vollsanierung bringt nichts, wenn es nicht nachher regelmäßige Kontrollen gibt.

Panik als Behandlungsrisiko – was tun?

Zahnärzte wissen oft nicht, wie sie ihre panischen Patienten beruhigen sollen. Eine Phobie lässt sich nicht durch Zwang oder rationale Erklärungen durchbrechen. Die erlebten Angstzustände des Patienten sind authentisch. Nicht selten kann es bei kreislaufschwachen Menschen gar zur Ohnmacht oder Herzrasen kommen. Zahnärzten sind auch Atemnot, Übelkeit, Durchfall und pfeifende Ohrengeräusche nicht fremd bei ihren Dentalphobikern. Bei wirklich schweren Fällen ist eine Behandlung oft überhaupt nicht möglich. Teilweise überwinden sich Personen zu einer ersten Sitzung, kommen dann aber nie wieder. Provisorien verbleiben im Mundraum. Das Ergebnis für sie ist langfristig schlechter als vorher, weil sie die Therapie einfach abgebrochen haben.

Für viele Betroffene scheint eine Narkose die einzige Lösung zu sein. Zahnärzte hingegen können einfach nicht für jede minimal invasive Methode zur Narkose greifen. Erstens würde dies den zeitlichen Behandlungsrahmen sprengen und zweitens belastet eine Narkose den Körper. Die Belastung für den Körper ist zwar heutzutage gerade im zahnärztlichen Bereich schon sehr gering geworden, aber trotzdem nicht zu oft zu empfehlen. Auch weil der Erfolg über die Angst den Patienten verwehrt bleibt.

Es muss zwischen einer örtlichen Betäubung und einer Vollnarkose unterschieden werden. Während nämlich eine örtliche Betäubung heutzutage fast immer auf Wunsch des Patienten gesetzt wird, bedarf es bei einer Vollnarkose einer längeren Planung. Außerdem muss ein Anästhesist anwesend sein.

Dentalphobie beziehungsweise Zahnarztbehandlungsphobie lässt sich aber nicht durch Wegnahme des Schmerzempfindens ausschalten.

Darum gehen moderne Zahnarztpraxen mittlerweile neue Wege. Mit beruhigenden Bildern grüner Pflanzen und Musik lenken sie den ängstlichen Patienten bereits im Wartezimmer ab. Kaum auf dem Behandlungsstuhl angekommen, bekommt er eine Maske auf, aus der ein leicht süßliches und geschmackloses Gas strömt. Lachgas. Menschen fühlen sich in Watte gepackt. Außerdem wird das Schmerzempfinden stark gedämpft. Es gibt keine langanhaltende Wirkung, nach wenigen Minuten können sich die Patienten wieder hinter das Steuer setzen. Willenlos macht das Gas auch nicht. Aber es wirkt.

Viele Menschen wissen den Einsatz der Zahnärzte zu schätzen und trauen sich so häufiger wieder hin.

Der Grad einer Phobie kann unterschiedlich ausgeprägt sein. Zudem geht jeder Charakter anderes mit seiner Angst um. Einige stellen sich ihr in einer Therapie, einige im Alleingang und wieder andere sind außerhalb der Extremsituation Argumenten zugänglich. Letztere profitieren ungemein von den stressfrei behandelnden Zahnärzten. Solche, die aber ihre Angst auch außerhalb der Situation mit all ihren Sinnen erleben, brauchen mehr Unterstützung von Ihrem behandelnden Arzt.

FRAGEBOGEN: Haben Sie Angst vor dem Zahnarzt?

Hier können Sie testen, ob Sie eine normale Ängstlichkeit vor dem Zahnarztbesuch haben (wie sie die meisten Menschen verspüren) oder ob Sie schon an einer echten Dentalphobie leiden, die einen Besuch beim Zahnarzt für beide Seiten erschwert, oder in manchen Einzelfällen sogar über lange Jahre ganz und gar unmöglich macht. Dieser Test ersetzt natürlich keine psychologische Beratung, sondern soll nur einen ersten Hinweis auf eine vorhandene oder nicht vorhandene Phobie bringen. Im Sinne Ihrer Zahngesundheit bitten wir Sie um ehrliche Fragebeantwortung.

A. Fragen zum Thema ANGST:

1. Wovor haben Sie die größten Ängste beim Besuch eines Zahnarztes?
   - ALLES macht mir Angst beim Zahnarzt:
     O JA   O NEIN   O WEISS NICHT

- Die Zeit im Wartezimmer macht mir Angst:
  O JA   O NEIN   O WEISS NICHT
- Angst vor dem Geruch in der Zahnarztpraxis:
  O JA   O NEIN   O WEISS NICHT
- Die Geräte und Bohrer in der Zahnarztpraxis:
  O JA   O NEIN   O WEISS NICHT
- Angst vor Geräten im Mund und vor dem Würgereiz:
  O JA   O NEIN   O WEISS NICHT
- Angst vor Spritze:
  O JA   O NEIN   O WEISS NICHT
- Angst vor dem Bohren:
  O JA   O NEIN   O WEISS NICHT
- Angst vor dem Reißen eines Zahnes:
  O JA   O NEIN   O WEISS NICHT
- Angst vor den Geräuschen in der Praxis:
  O JA   O NEIN   O WEISS NICHT
- Angst andere Patienten zu hören:
  O JA   O NEIN   O WEISS NICHT
- Angst vor dem Zahnarzt:
  O JA   O NEIN   O WEISS NICHT
- Angst vor dem Urteil über meine Zähne:
  O JA   O NEIN   O WEISS NICHT
- Angst vor langer Behandlung:
  O JA   O NEIN   O WEISS NICHT
- Angst vor den Kosten der Behandlung:
  O JA   O NEIN   O WEISS NICHT

2. Haben Sie ein Problem (aus Angst, Nervosität, etc.), einen Termin beim Zahnarzt auszumachen?

O JA   O NEIN   O WEISS NICHT

3. Haben Sie Angst, mit jemandem über Ihre Zähne zu sprechen?

   O JA   O NEIN   O WEISS NICHT

4. Haben Sie Angst, dass Sie Ihr Zahnarzt wegen Ihrer Zähne beschimpft?

   O JA   O NEIN   O WEISS NICHT

5. Haben Sie Hemmungen, mit einem Zahnarzt zu sprechen?

   O JA   O NEIN   O WEISS NICHT

6. Hatten Sie schon einmal oder mehrmals „schlimme" Erfahrungen beim Zahnarzt?

   O JA   O NEIN   O WEISS NICHT

7. Hatten Sie als Kind Angst zum Zahnarzt zu gehen?

   O JA   O NEIN   O WEISS NICHT

8. Ab wann begann die Angst vor dem Zahnarzt?

   O Kindheit   O in der Jugend bis 18

   O als Erwachsener bis 35   O erst im höheren Alter

9. Gab es jemals einen Anlassfall für Angst vor dem Zahnarzt?

   O JA   O NEIN   O WEISS NICHT

10. Fühlen Sie sich beim Zahnarzt hilflos und ausgeliefert?

   O JA   O NEIN   O WEISS NICHT

11. Können Sie bereits Tage vor einem Termin beim Zahnarzt schlecht schlafen?

   O JA   O NEIN   O WEISS NICHT

12. Haben Sie Schweißausbrüche, wenn Sie an den Termin beim Zahnarzt denken?

   O JA   O NEIN   O WEISS NICHT

13. Wie reagieren Sie „körperlich", wenn ein Zahnarzttermin ansteht?

   ▪ Schweißausbrüche

     O JA O NEIN O WEISS NICHT

- Zittern

  O JA   O NEIN   O WEISS NICHT
- Mein Körper verkrampft

  O JA   O NEIN   O WEISS NICHT
- Brust- bzw. Herzschmerzen

  O JA   O NEIN   O WEISS NICHT
- Panikattacken

  O JA   O NEIN   O WEISS NICHT
- Nervosität

  O JA   O NEIN   O WEISS NICHT
- Kann nicht schlafen

  O JA   O NEIN   O WEISS NICHT
- Brechreiz

  O JA   O NEIN   O WEISS NICHT
- Durchfall

  O JA   O NEIN   O WEISS NICHT
- Herzrasen

  O JA   O NEIN   O WEISS NICHT
- Übelkeit

  O JA   O NEIN   O WEISS NICHT
- Atemnot und Kurzatmigkeit

  O JA   O NEIN   O WEISS NICHT
- Suizidgedanken

  O JA   O NEIN   O WEISS NICHT

14. Haben Sie schon jemals aus Angst einen Termin beim Zahnarzt verschoben oder überhaupt nicht wahrgenommen?

O NEIN   O JA, 1 Mal   O JA, 2-5 Mal   O JA, 6-10 Mal

Je mehr von den Fragen 1 bis 14 mit „Ja" beantwortet werden, desto stärker meldet sich die Zahnarztangst.

B. Fragen zum Thema Status Quo und Möglichkeiten:

15. Haben Sie „einen" Haus-Zahnarzt, zu dem Sie immer gehen?

    O JA   O NEIN   O WEISS NICHT

16. Haben Sie ein gutes Gefühl, wenn Sie zum Zahnarzt gehen?

    O JA   O NEIN   O WEISS NICHT

17. Haben Sie schon viele Zahnärzte ausprobiert?

    O JA   O NEIN   O WEISS NICHT

18. Wie lange waren Sie schon nicht mehr beim Zahnarzt?

    O 1 Jahr   O 2 Jahre   O 3-6 Jahre

    O bis 10 Jahre   O länger als 11 Jahre

19. Wurden Sie von Ihrem Zahnarzt über alle möglichen Schmerz- und Stressreduzierungsmöglichkeiten aufgeklärt?

    O JA   O NEIN   O WEISS NICHT

20. Werden Sie vor den Behandlung von Ihrem Zahnarzt über Ihre Wünsche zur Schmerzlinderung befragt?

    O JA   O NEIN   O WEISS NICHT

21. Welche Schmerzlinderungstherapien kennen Sie überhaupt?

    - Spritze in Mund:

      O JA   O NEIN   O WEISS NICHT

    - Lachgas:

      O JA   O NEIN   O WEISS NICHT

    - Narkose:

      O JA   O NEIN   O WEISS NICHT

    - Hypnose:

      O JA   O NEIN   O WEISS NICHT

    - EFT:

      O JA   O NEIN   O WEISS NICHT

    - Videobrille:

      O JA   O NEIN   O WEISS NICHT

- Kopfhörer:

  O JA   O NEIN   O WEISS NICHT

- ....

22. Klärt Sie Ihr aktueller Zahnarzt über die Schritte der bevorstehenden Behandlung auf?

O JA   O NEIN   O WEISS NICHT

23. Erklärt er Ihnen, was er machen wird?

O JA   O NEIN   O WEISS NICHT

Die Fragen 15 bis 23 regen zum Nachdenken über den Status Quo an und zeigen zusätzliche Möglichkeiten für die zahnärztliche Versorgung auf.

C. Fragen zum Thema Einfluss der Zähne auf Ihr Leben:

24. Fühlen Sie sich ganz allgemein wohl mit Ihren Zähnen?

O JA   O NEIN   O WEISS NICHT

25. Hatten Sie in den vergangenen 3 Monaten Beschwerden oder Schmerzen mit Ihren Zähnen oder im Mund-Kiefer-Bereich?

O JA   O NEIN   O WEISS NICHT

26. Wackeln ein oder mehrere Zähne?

O JA   O NEIN   O WEISS NICHT

27. Haben Sie Schwierigkeiten zu sprechen?

O JA   O NEIN   O WEISS NICHT

28. Genieren Sie sich, den Mund zu öffnen oder zu sprechen?

O JA   O NEIN   O WEISS NICHT

29. Können Sie gut und genussvoll essen und kauen?

O JA   O NEIN   O WEISS NICHT

30. Finden Sie persönlich Ihre Zähne schön?

O JA   O NEIN   O WEISS NICHT

31. Haben Sie das Gefühl, Ihr Geschmacksinn ist beeinträchtigt?

O JA   O NEIN   O WEISS NICHT

32. Haben Sie das Gefühl, Ihre Zähne schränken Sie in Ihrem Leben ein?

O JA   O NEIN   O WEISS NICHT

33. Haben Sie das Gefühl, Ihre Zähne machen Sie unattraktiver beim anderen Geschlecht?

O JA   O NEIN   O WEISS NICHT

34. Glauben Sie, Ihr Sexualleben wird durch Ihre Zähne negativ beeinflusst?

O JA   O NEIN   O WEISS NICHT

35. Mindert Ihre Zahnarztangst Ihr Selbstwertgefühl?

O JA   O NEIN   O WEISS NICHT

36. Können Sie alle Nahrungsmittel essen und kauen?

O JA   O NEIN   O WEISS NICHT

37. Mussten Sie in letzter Zeit Mahlzeiten wegen Problemen mit den Zähnen unterbrechen?

O JA   O NEIN   O WEISS NICHT

Die Fragen 24 bis 37 beziehen sich ganz allgemein auf Ihre Zahngesundheit und wie sich diese auf Ihre Lebensqualität auswirkt. Wenn Sie die Fragen 24, 29 und 30 mit „Ja" beantworten können und die Fragen 25 bis 28 sowie 31 bis 37 mit „Nein" – Gratulation! Denn dann sind Sie mit Ihren Zähnen glücklich :-)

TIPP: Diesen Fragebogen können Sie einfach ausdrucken und mit zu Ihrem Zahnarzt nehmen – eine gute Basis für ein ausführliches Informationsgespräch!

Nachwort

Gut so. Sie wollen etwas ändern – ansonsten hätten Sie nicht dieses Buch gelesen. Sei es als Arzt oder als Patient.

Ich wünsche Ihnen, lieber Kollege, liebe Kollegin, dass Sie weiter Ihren Weg gehen. Man beschäftigt sich natürlich mit den Themen, welche einen interessieren und dementsprechend bei denen man schon ein gewisses Level hat. Die Energie folgt immer der Aufmerksamkeit und Ihre Aufmerksamkeit geht in die richtige Richtung – das wissen Sie und dazu gratuliere ich Ihnen ganz herzlich.

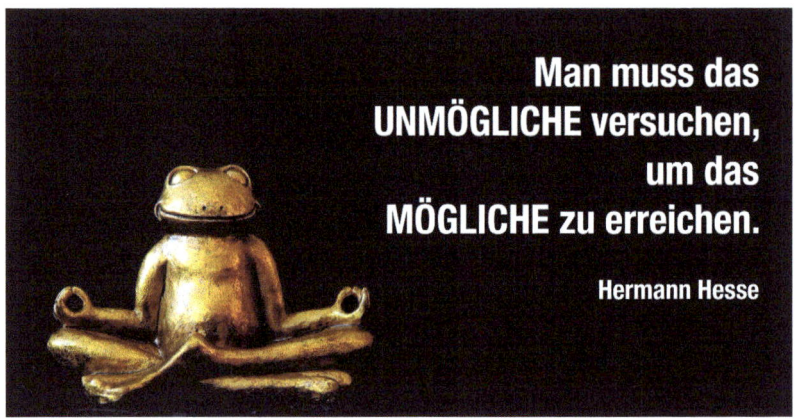

Ihnen, lieber Patient und Kunde, liebe Patientin und Kundin, kann ich versprechen, dass der Frosch, der Sie glauben zu sein, nur den entsprechenden Kuss braucht, damit Sie sich trauen, das Prinzen- oder Prinzessinnen-Lächeln zu erhalten, welches Sie sich wünschen. Dieser Kuss muss aber von Ihnen kommen. Denn so wie es bei der EFT-Anwendung gelehrt wird: Auch wenn Sie Angst vorm Zahnarzt haben, müssen Sie sich lieben und respektieren! Dazu brauchen Sie einen entsprechenden Zahnarzt, aber viel wichtiger: eine erwartungsfreudige Einstellung und eine Portion Mut. Mut, sich und seinem Umfeld jegliche Angst einzugestehen. Das können Sie. Ihre Reise zum Wunschlächeln hat begonnen.

Ich gratuliere Ihnen.

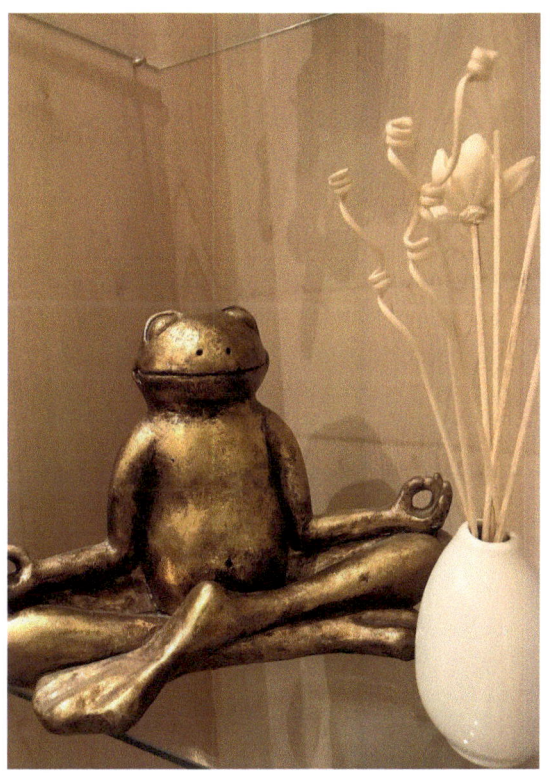

Über den Autor

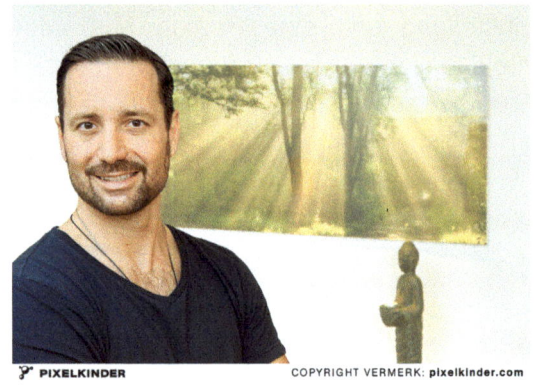

Dr. med. dent. Ulrich Guserl ist praktizierender Zahnarzt in Linz in Oberösterreich. Er ist Leiter der privaten Zahnpraxis Dr. Guserl & Kollegen und seit vielen Jahren als Zahnarzt tätig. Er ist Entwickler der „Six Senses Methode" gegen Dentalphobie und Angst beim Zahnarzt. In dieser Wohlfühl-praxis – wie sie oft genannt wird – arbeitet ein Ärzteteam mit verschiedenen Schwerpunkten gemeinsam zum Wohle des Patienten.

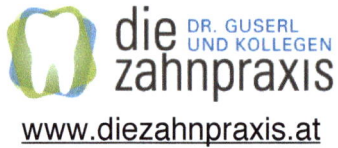

www.diezahnpraxis.at